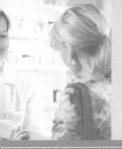

用药咨询标准化手册丛书

总主编　封国生　于鲁明

妊娠及哺乳期用药咨询
标准化手册

北京市医院管理局　组织编写

主　审　阴赪宏

主　编　冯　欣

副主编　韩朝宏　邹丽颖　杨　勇

编　委（以姓氏汉语拼音为序）

封学伟　冯　欣　韩朝宏　胡海鹏

王爱华　杨　勇　邹丽颖

U0295078

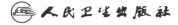

人民卫生出版社

图书在版编目（CIP）数据

妊娠及哺乳期用药咨询标准化手册/冯欣主编. —北京：人民卫生出版社，2016

（用药咨询标准化手册丛书）

ISBN 978-7-117-22665-3

Ⅰ.①妊… Ⅱ.①冯… Ⅲ.①妊娠期-用药法-咨询-手册②产褥期-用药法-咨询-手册 Ⅳ.①R984-62

中国版本图书馆CIP数据核字（2016）第103915号

人卫社官网　www.pmph.com 人卫医学网　www.ipmph.com	出版物查询，在线购书 医学考试辅导，医学数据库服务，医学教育资源，大众健康资讯

用药咨询标准化手册丛书

妊娠及哺乳期用药咨询标准化手册

组织编写：北京市医院管理局

主　　编：冯　欣

出版发行：人民卫生出版社（中继线 010-59780011）

地　　址：北京市朝阳区潘家园南里 19 号

邮　　编：100021

E‑mail：pmph @ pmph.com

购书热线：010-59787592　010-59787584　010-65264830

印　　刷：三河市尚艺印装有限公司

经　　销：新华书店

开　　本：787 × 1092　1/32　印张：3

字　　数：46 千字

版　　次：2016年6月第1版　2018年1月第1版第2次印刷

标准书号：ISBN 978-7-117-22665-3/R · 22666

定　　价：10.00 元

打击盗版举报电话：010-59787491　E-mail: WQ @ pmph.com

（凡属印装质量问题请与本社市场营销中心联系退换）

丛书编委会

主任委员　封国生　于鲁明

副主任委员　边宝生　颜　冰　林　阳

编　　　委（按姓氏笔画排序）

王咏梅	王晓玲	王家伟	方振威	孔繁翠
石秀锦	冯　欣	刘丽宏	刘秀平	刘珊珊
闫素英	孙忠实	孙路路	纪立伟	杨　勇
沈　素	张君莉	张晓乐	张艳华	林晓兰
所　伟	周　洋	赵志刚	胡永芳	战寒秋
袁锁中	聂建明	郭桂明	郭振勇	曹俊岭
黑文明	鄢　丹	甄健存	蔡　郁	魏娟娟

3

序一

药学服务是临床服务团队的重要组成部分,用药咨询又是药学服务常规的核心任务之一。随着医改的深入,药师的工作重点正从传统的"以药品保障为中心"向"以药学服务为中心"转变,时代给药师的用药咨询工作提出了更高的要求和更好的发展机遇。

用药咨询工作不是孤立的,需要完整的配套体系的建设。首先是政府的引导和学术机构的支持,才能集合行政和专业资源启动和持续发展。北京市医院管理局以管理创新的理念,在2014年率先在国内提出医院用药咨询中心建设工作方案,开启了用药咨询工作规范化管理的新阶段,将记入中国医院药学服务的史册。

用药咨询工作需要的技术支撑包括权威数据库,工具书,案头参考书,专家团队及稳定的工作平台等部分。本书内容选自北京市属22家医院临床用药咨询的实际案例,经过对咨询问题的梳理和定向文献检索及评估后,给出标准化的有根有据的答案。咨询问题涵盖各科临床用药,内容丰富,解答简明,形式新颖,方便实用,可作为药师咨询的标配案头参考书。此外读者不仅知道了用药咨询的答案,也学习到处理类似用药咨询的路径和方法。

医药科学进步和人类健康需求是永恒的,用药咨询要与之保持同步发展,希望本书能持续进步成为用药咨询的经典之作。

感谢北京市医院管理局和编写团队对我国药学服务的贡献。

李大魁

2016年1月

序二

随着我国医药卫生事业的发展,医院药师除了完成基本的药品供应保障任务外,在提升百姓药学服务质量、促进临床合理用药、保障患者用药安全等方面也发挥了越来越重要的作用。用药咨询工作集中体现了药师的专业服务能力。在2014年,北京市医院管理局提出了市属医院用药咨询中心建设工作方案,明确了中心的工作目标、工作安排、保障措施、实施步骤等。2014年3月,市属医院用药咨询中心建设现场会在北京安贞医院召开,第一批用药咨询中心正式挂牌。之后,全市所有市属医院均建立了用药咨询中心,并通过了市医管局组织的验收,至今已顺利运行2年。

各家市属医院高水平的用药咨询服务,使得临床用药更加合理、患者药品使用更加规范,降低了因药物使用不当造成的安全隐患,节约了患者药品花费,成为医院药学服务的新亮点。在获得社会普遍称赞的同时,咨询药师在一线工作过程也积累了大量咨询服务经验及常用药品的典型咨询问题。为了能够更好地汇总各家医院经验,形成一整套可以推广的咨询服务标准体系,北京市医院管理局委托首都医科大学附属北京安贞医院组织所有市属医院,针对各自优势学科开展咨询服务标准化的研究,最终形成了本套手册丛书。

本丛书编写人员在编写过程中,归纳了临床用药咨询中常用药品及典型咨询问题,编写人员运用科学方法开展文献调研,并结合自身工作经验总结了标准解答,再加上资深临床医学与药学专家充分审阅与把关,力争能够形成一套可以指导一线咨询药师从事药咨询工作的操作手册,从而提升药学服务能力。

全套丛书按照常见系统疾病分成若干分册,每册以典型咨询问题为主线,涵盖了该病种常用的药品使用中易出现的问题,总结了所列问题的标准解答和参考资料,旨在指导一线工作的咨询药师、临床药师及调剂药师,使其能够具备基本的解答能力与技巧。

由于编者水平有限及时间仓促,难免有所遗漏甚至错误,望各位读者朋友能够多多反馈指正,并提出宝贵意见。

丛书编委会

2016年1月

前言

妇产科最为重要的一部分患者为妊娠期、哺乳期妇女,处于妊娠期、哺乳期的妇女用药,直接关系到下一代的身心健康。由于妊娠期和哺乳期妇女特殊的生理变化,以及胎儿或婴儿对药物的敏感性,妊娠期、哺乳期用药安全性的问题成为人们关注的焦点。为了避免药物的副作用而一概拒绝用药,或者不考虑药物对胎儿或婴儿的影响滥用药物,都是不可取的,有时甚至可能会导致更加严重的后果。妊娠期、哺乳期用药需要权衡利弊,确保母婴安全。妇科患者通常会涉及一些特殊剂型的药物,能够正确地使用这些药物,对于患者的康复很重要。为了能够更好地提供专业、标准的妊娠和哺乳期以及妇科一些特殊药物用药咨询服务指导,满足从事用药咨询的药师的实际需要,促使我们编写此书。

本书为《用药咨询标准化手册丛书》分册之一,按照丛书编写的总体思路与要求,在本书编写过程中,我们首先归纳整理了近几年来在实际用药咨询服务工作中经常出现的各类妇科、产科用药问题,力求每一个咨询问题能够解决某一方面的知识要点；之后，按照药物疗效、药理作用、妊娠期用药、哺乳期用药、特殊剂型用法、不良反应、用法用量、用药疗程、药物相互作用等问题类型分别进行了梳理；最后，结合国内外最新指南、专家共识、相关文献以及各类药物说明书，逐一对每一问题进行标准化的解答并编辑成册。

本书编者均来自首都医科大学附属北京妇产医院，在妇产专业的用药咨询与指导方面有较为丰富的经验。在编写过程中，编者紧密围绕常见的咨询问题，以案例的形式来呈现涉及的知识点、知识链接、问题解答及资料来源，希望能够在一定程度上规范对妇产科用药咨询常见问题的解答，为从事用药咨询工作的药师、医师以及有相关知识需求的患者提供帮助，最终对提升整体咨询水平及服务标准、更好地服务于患者进献绵薄之力。

由于编者水平有限，且国内在妇产科规范性的用药咨询指导方面还没有很好的可供借鉴的资料，因此本书难免有疏漏甚至错误之处，还希望读者朋友反馈指正，多提宝贵意见，以便再版时及时补充和改正。

编　者
2016年2月

目录

一、药物疗效问题

咨询问题1 王女士26岁,因多囊卵巢综合征就诊妇科内分泌科,医生给开了二甲双胍,患者认为二甲双胍是用于糖尿病的药物,想咨询二甲双胍可以用于多囊卵巢综合征吗?

知识类型 药物疗效

知识链接 多囊卵巢综合征(polycystic ovarian syndrome, PCOS)是最常见的妇科内分泌疾病,临床表现不一,但通常包括稀发排卵或无排卵、雄激素水平升高(临床或生化表现)以及卵巢多囊性病变。胰岛素抵抗(insulinresistance, IR)是PCOS的重要特征之一,高胰岛素血症一方面通过增加卵巢雄激素的产生,降低肝脏性激素结合球蛋白(sex hormone-binding globulin, SHBG)的合成,导致高雄激素血症;另一方面其本身也是导致PCOS代谢异常改变的中心环节。二甲双胍是一种双胍类胰岛素增敏剂,通过抑制肝糖输出,增加外周组织(如肌肉)对糖的摄取,发挥降血糖、降胰岛素作用;同时可通过抑制体内17α羟化酶的活性而降低体内雄激素水平。二甲双胍对代谢/血糖异常存在获益,并有助改善月经不调,但是对多毛症、痤疮或不孕症并无疗效。对于进行体外受精(in vitro fertilization,IVF)的PCOS患者,为预防卵巢过度刺激综合征(ovarian hyperstimulation syndrome,OHSS),建议使用二甲双胍作为不孕症的辅助治疗。在PCOS患者中,与安慰剂组或不用药组比较,辅助生殖技术前或中给予二甲双胍不能提高活产率及临床妊娠率,但可使OHSS的风险降低70%~80%,其机制可能是通过影响颗粒细胞上促卵泡激素(follicle-stimulating hormone,FSH)受体的表达及活性发挥上述作用。

問題解答 对于合并2型糖尿病或糖耐量异常的多囊卵巢综合征患者,若生活方式调整并未得到改善,则建议使用二甲双胍,改善胰岛素抵抗。对于进行体外受精的多囊卵巢综合征患者,为预防卵巢过度刺激综合征,建议使用二甲双胍作为不孕症的辅助治疗,可降低卵巢过度刺激风险。

-------------------- 资料来源 --------------------

[1] Richard S, Legro, Silva A, Arslanian, David A, Ehrmann, et al. Diagnosis and treatment of polycystic ovary syndrome: an endocrine

society clinical practice guideline.[J]. Journal of Clinical Endocrinology & Metabolism,2013,98（12）：4565-4592

咨询问题2 李女士妊娠早期多次因先兆流产就诊,有时医生医嘱黄体酮,有时医生医嘱地屈孕酮,患者咨询黄体酮和地屈孕酮的区别是什么?

知识类型 药物疗效

知识链接 孕激素可分为天然孕激素和人工合成孕激素。天然孕激素(孕酮)又称黄体酮,是女性排卵后形成"黄体"分泌的物质,起帮助与维持妊娠的作用。其药物制剂主要有黄体酮注射剂、黄体酮胶囊/胶丸/软胶囊等。人工合成孕激素主要分为以下5大类: ①17α-羟孕酮类: 为孕酮衍生物,包括甲羟孕酮(安宫黄体酮)、甲地孕酮、环丙孕酮; ②19-去甲睾酮类: 为睾酮衍生物,包括左炔诺孕酮、炔诺酮、去氧孕烯、孕二烯酮、诺孕酯、地诺孕素,是口服避孕药常用的类型; ③19-去甲孕酮类: 包括地美孕酮、普美孕酮、曲美孕酮、诺美孕酮、醋酸烯诺孕酮、己酸孕诺酮; ④螺内酯衍生物: 屈螺酮,能有效拮抗雌激素制剂的水钠潴留副作用; ⑤逆转孕酮衍生物: 地屈孕酮。与其他人工合成孕激素不同的是,地屈孕酮是天然孕酮经过紫外线照射等特殊工艺转化而成的逆转孕酮。除地屈孕酮外,其他合成孕激素都有一定的雄激素活性,因此禁用于妊娠期妇女保胎治疗。地屈孕酮与黄体酮都可用于妊娠妇女的保胎。

问题解答 黄体酮与地屈孕酮都可用于妊娠妇女的保胎。其区别如下:黄体酮是天然孕酮,地屈孕酮是黄体酮经紫外照射等工艺形成的逆转孕酮,立体结构和旋光性有所差别;黄体酮由于其脂溶性,直接口服生物利用度较低,多制成注射剂供肌内注射,使用不便;地屈孕酮口服易吸收,生物利用度高,使用较方便;黄体酮目前还有可口服或阴道给药的微粉化制剂,即黄体酮胶囊/胶丸,但生物利用度低于注射剂,而且使用后有头晕的副作用;微粉化黄体酮还有经阴道给药的栓剂和软胶囊,由于子宫首过效应,因此虽然血药浓度较低,子宫内膜转化效应较好,但有局部刺激等不良反应;地屈孕酮对孕激素受体的亲和力高于黄体酮,低剂量即可起效,其孕激素效能(转化子宫内膜)为口服微粉化黄体酮的10~20倍;地屈孕酮对孕激素受体具有高度选择性,仅与孕激素受体结合,无雌激素、雄激素及抗雄激素、糖皮质激素、抗盐皮质激素的活性,副作用相对天然黄体酮较少。

------ 资料来源 ------

[1] 王亚平,薛晴,张巧利,等. 性激素类药物在妇科内分泌疾病中的临床应用推荐[J]. 实用妇科内分泌杂志,2015,2(1):1-7

咨询问题3 胡女士因先兆流产就诊,医生给患者开了黄体酮,患者咨询妊娠期可以使用这种药物吗?

知识类型 药物疗效

知识链接 正常人体内孕激素(孕酮)是月经黄体在促黄体生成素(luteinizing hormone,LH)作用下,由颗粒黄体细胞和卵泡膜黄体细胞共同分泌产生。一旦妊娠,月经黄体就会在人绒毛膜促性腺激素作用下转化为妊娠黄体,其分泌孕激素的功能进一步增强,从而为妊娠做好准备。黄体功能异常是导致早期妊娠流产的重要原因之一,但除黄体功能不足导致的流产外,还有其他原因可以导致先兆流产,比如:胚胎发育的异常、胚胎与孕妇的免疫排斥、孕妇子宫发育异常、孕妇甲状腺功能减低等。黄体功能不足有可能导致孕妇产生的孕激素水平低下,进而导致妊娠蜕膜反应不良、影响胚胎着床及发育;而且低水平孕酮会导致子宫平滑肌易激惹,导致流产。目前针对先兆流产的治疗手段十分有限,除了嘱咐患者保持安静休息以外,补充孕激素是可以采取的仅有的几项措施之一。

在过去一段时间内,曾广泛采用肌内注射人绒毛膜促性腺激素(human chorionic gonadotropin, hCG)进行保胎治疗,其机制也是通过促进黄体生长,分泌孕酮起保胎作用,由于需要依赖黄体起作用,因此对于部分原发性黄体功能异常的患者效果不甚理想。目前用药后可以测定到孕酮升高的药物只有天然孕酮制剂。

目前我国黄体酮有过度使用的倾向,对于不是由黄体功能不足所致的先兆流产,过量使用孕激素会带来不良影响,如:因胚胎自身发育异常所致的先兆流产,盲目使用黄体酮会使子宫受抑制,收缩功能减弱,本应流产的胚胎难以排出,引起不全流产或刮宫困难,造成出血增多、继发感染。而合成类孕激素,如甲羟孕酮、炔诺酮等由于具有一定的雄激素样作用,还可能导致女胎外生殖器男性化。在胚胎发育特殊时期而且大量使用时应谨慎。

问题解答 先兆流产可以使用这种药物。黄体功能异常是导致早期妊娠流产的重要原因之一。由于黄体功能不足使得产生的孕激素水平低下会导致妊娠蜕膜反应不良、影响胚胎着床及发育;而且低水平孕酮会导致子宫平滑肌易激惹,导致流产。因此,可以选择补充黄体酮治疗因黄体功能不足导致的先兆流产。

·········· 资料来源 ··········

[1] 王亚平,薛晴,张巧利,等.性激素类药物在妇科内分泌疾病中的临床应用推荐[J].实用妇科内分泌杂志,2015,2(1):1-7

[2] 张为远.中华围产医学[M].北京:人民卫生出版社,2012.4:506

二、药理作用问题

咨询问题4 王女士了解黄体酮是一种孕激素，想咨询黄体酮的具体药理作用是什么?

知识类型 药理作用

知识链接 黄体酮是天然的孕激素，相对于雌激素而言，是另一种重要的、不可或缺的女性甾体类激素，通常在雌激素作用的基础上发挥作用，既有协同效果，也有拮抗效应。

孕激素抑制子宫内膜过度增殖，将其转化为分泌期子宫内膜的作用，是治疗闭经、功能失调性子宫出血以及绝经激素治疗的重要基础。孕激素在妊娠生理中的重要作用被用在辅助生育中的内膜转化和黄体支持，应使用天然或近似天然的制剂，适时、适量的外源性孕激素对受精卵着床和维持妊娠至关重要。大剂量（即超生理剂量）孕激素可使在位和（或）异位内膜蜕膜样变或萎缩，用于治疗子宫内膜增生及癌变以及子宫内膜异位症和子宫腺肌症。

问题解答 黄体酮是由卵巢黄体分泌的一种天然孕激素，在体内对雌激素激发过的子宫内膜有显著形态学影响，为维持妊娠所必需。其药理作用主要为：①在月经周期后期使

子宫黏膜内腺体生长,子宫充血,内膜增厚,为
受精卵植入做好准备,受精卵植入后则使之产
生胎盘,并减少妊娠子宫的兴奋性,抑制其活
动,使胎儿安全生长;②在与雌激素共同作用
下,促使乳房充分发育,为泌乳作准备;③使
子宫颈口闭合,黏液减少变稠,使精子不易穿
透;大剂量时通过对下丘脑的负反馈作用,抑
制垂体促性腺激素的分泌,产生抑制排卵作用;
④竞争性对抗醛固酮,促进钠离子和氯离子的
排泄并利尿;⑤有轻度升高体温作用,使月经
周期的黄体相基础体温较高。

-------------------- 资料来源 --------------------

[1] 曹泽毅. 中华妇产科学[M]. 第3版. 北
京:人民卫生出版社,2014. 38-39

咨询问题5 邓女士今年50岁,已经绝经
多年,最近出现外阴瘙痒症状,医生诊断为老
年性阴道炎,给开了雌激素,患者咨询老年性
阴道炎为什么跟雌激素有关?

知识类型 药理作用

知识链接 老年性阴道炎常见于绝经后
的老年妇女,因卵巢功能衰退,雌激素水平降
低,阴道壁萎缩,黏膜变薄,上皮细胞内糖原含
量减少,阴道内pH上升,局部抵抗力降低,致病

菌易入侵繁殖引起炎症。主要症状为阴道分泌物增多及外阴瘙痒、灼热感。同时,由于阴道黏膜萎缩,上皮菲薄,血运不足,使阴道抵抗力降低,便于细菌侵入繁殖引起炎症病变。另外,个人卫生习惯不良,营养缺乏,尤其是B族维生素缺乏,可能与发病有关。

问题解答 女性的生殖系统依赖雌激素发育、增长、成熟,并受雌、孕激素周期调节呈周期性变化,如子宫、输卵管、阴道、外阴等。当绝经后雌激素水平低落,会发生生殖器官的萎缩、盆底肌肉松弛、局部抵抗力下降等变化,因此易出现老年性阴道炎、张力性尿失禁等。

------------------ 资料来源 ------------------

[1] 郁琦. 绝经期管理与激素补充治疗临床应用指南[J]. 中华妇产科杂志,2013,10(48)795-797

咨询问题6 患者目前处于绝经期,医生处方了替勃龙片(利维爱),患者咨询利维爱的药理作用是什么?

知识类型 药理作用

知识链接 绝经是一种生命现象,但在人类漫长的历史中,成为一种普遍现象则是近70年左右的事。绝经是现代人类寿命逐渐延长的产物,是一个在进化中被忽略的状态。绝经的本质是卵巢这一女性必不可少的器官的功能衰竭的标志,由于其涉及多个系统的多种绝经相关症状,并与骨质疏松症等许多老年慢性疾病相关,长期以来得到了专业人士和大众的关注。激素补充治疗(hormone replacement therapy, HRT)经历了几十年的历程,在历代学者的潜心研究和不断实践下,目前已经确认,HRT可以有效缓解绝经相关症状,在绝经早期(治疗"窗口期")使用,还可在一定程度上预防老年慢性疾病的发生。

问题解答 替勃龙为7-甲基异炔诺酮,用于自然绝经和手术绝经所引起的各种症状。

该药口服后迅速代谢成三种化合物,导致其药理作用兼有雌激素活性、孕激素活性及弱雄激素的活性。本品具有明显的组织特异性作用,在骨、大脑的体温中枢(潮热)和阴道表现为温和的雌激素和孕激素作用;在乳房组织表现为明显的孕激素和抗雌激素作用;在子宫内膜表现为温和的雄激素和孕激素作用。同样剂量的本品具有抑制绝经后妇女骨丢失的作用。对绝经期症状特别是血管舒缩症状,如潮热、多汗等均有明显缓解;对情绪异常、睡眠障碍和性欲低下有较好效果;对乳腺刺激较小,可能具有更高的乳腺安全性。

替勃龙每天口服2.5mg剂量时,能够抑制绝经后妇女的促性腺激素水平和抑制生育期妇女的排卵。一般症状在几周内即可改善,但至少连续服用三个月方能获得最佳效果。此剂量并不刺激绝经后妇女的子宫内膜,仅有极少数患者出现轻度增殖;其增殖的程度并不随着服药时间的延长而增加。

按此推荐剂量,可连续长期服用。应整片吞服不可咀嚼,最好能固定每天在同一时间服用。

-------------------------------- 资料来源 --------------------------------

[1] 替勃龙片药物说明书,生产企业:南京欧加农制药有限公司,商品名:利维爱,修改日期:2013.01.05

[2] 中华医学会妇产科学分会绝经学组. 绝经期管理与激素补充治疗临床应用指南(2012年版)[J]. 中华妇产科杂志,2013,48(10):795-799

咨询问题7 李女士最近怀孕了,高兴的同时也担心妊娠期间如果生病了怎么办? 孕妇是不是服用中药比西药更安全?

知识类型 药理作用

知识链接 首先需要明确的是,由于从伦理学的角度,不能以妊娠期女性作为临床试

验对象,因此目前关于药物,无论中药还是西
药,在妊娠期使用的安全性知识,均来源于动
物实验、临床经验、流行病学调查、文献记载
等,信息有限,不能一概而论。其次,关于西药
的妊娠期用药,瑞典、美国、澳大利亚等发达国
家均建立了适合各自国情的妊娠期用药分级
制度及监测制度,以评价和指导妊娠期安全用
药。美国FDA根据动物实验、流行病学调查和
先天性畸形登记等统计,把药物致畸危险度分
为A、B、C、D、X等5大类,该标准因涵义明确、
科学客观而在国际上广泛使用。目前我国的医
疗工作者也多参考FDA的分类体系分级标准,
如下:

A级:最安全,在人类进行过对照实验研
究,证明对胎儿无不良影响。

B级:动物实验及人类实验未证实对胎儿
有害;或动物实验有不良反应,但人类尚无对
照实验研究。

C级:尚无很好的动物实验及人类的实验
研究;或已发现对动物有不良反应,但在人类
尚无资料说明问题。

D级:已证明对胎儿有危险,尽管有危险
性,但是孕妇用药后有绝对的好处。

X级:已证明对胎儿有严重危险,妊娠期禁
止使用的。

总的来说，A级药物极少，例如常用剂量的维生素、叶酸等(特别需要注意的是：正常范围量的维生素A是A级，而大剂量的维生素A，每日剂量2万IU即可致畸，是X级)；B级，如青霉素、头孢类药物。孕期推荐使用A、B级。C级慎用，由医生权衡利弊后使用。不用或尽量避免使用D级，但是当孕妇严重疾病或受到死亡威胁急需用药，可以考虑使用。禁用X级。

此外，关于中药的妊娠期用药，尚无统一的规范和分类。就中医药经验而言，妊娠期间，凡峻下滑利、祛瘀破血、耗气散气、大辛大热、苦寒冰伏、重坠及一切有毒之中药，因能导致胎动不安、堕胎、小产、畸胎、胎死腹中等不良后果，故都应慎用或禁用。

妊娠禁用中药有：麝香、蜈蚣、水蛭、芫花、甘遂、大戟、巴豆、斑蝥、虻虫、商陆、牵牛子、硫黄、雄黄、砒石、轻粉、樟脑、蟾酥、土鳖虫、三棱、莪术、牛黄等。

妊娠慎用药有：大黄、芒硝、番泻叶、乳香、没药、益母草、桃仁、红花、牛膝、泽兰、皂角刺、王不留行、牡丹皮、薏苡仁、滑石、瞿麦、车前子、木通、茅根、冬葵子、附子、肉桂、吴茱萸、天花粉、代赭石、生南星、生半夏、乌头、苏木、凌霄花、五灵脂、蒲黄等。

妊娠忌用的中成药有：牛黄解毒片、牛黄

上清丸、牛黄清心丸、牛黄消炎丸、安宫牛黄丸、庆余救心丸、利胆心、痰咳净、喉症丸、喉疾灵胶囊、防风通圣丸、金佛止痛丸、救急行军散、白石清热冲剂、西黄丸、新癀片、奇星风湿定片、大活络(丸)、活血止痛胶囊、痛血康胶囊、百消丹、健妇丸、清热暗疮片、白蚀丸、天麻丸、速效枣仁安神胶囊、冠心苏合胶囊、莫家清宁丸、便秘舒胶囊、清宫海马多鞭丸、参茸鞭丸、九龙丹、正天丸、华佗再造丸、回天再造丸、真人大造丸、追风透骨丸、大黄虫丸等。

问题解答 很多人认为中药源于动、植物,孕妇服用更安全,其实不尽然。一方面,一些中药本身对胎儿有危害,如麝香可导致流产,雄黄会造成胎儿畸形,所以这类中药孕妇是禁止使用的。另一方面,中药成分复杂,药理作用和副作用不明确,对胎儿的影响未知,不能判断其安全性。而一些西药,如妊娠分级为A、B级的西药,经临床使用多年证实对胎儿安全。所以不能简单认为妊娠期服用中药比西药更安全。

-------------------------- 资料来源 --------------------------

[1] Gerald G.Briggs, Roger K. Freeman, Sumner J. Yaffe, et al, Drugs in Pregnancy and Lactation[M]. 第7版. 杨慧霞,段涛,译. 北京:人民卫生出版社,2008

三、妊娠期用药问题

咨询问题8 姜女士妊娠期不幸患有甲状腺功能减退症，正在服用左甲状腺素钠片，想咨询孕妇使用左甲状腺素钠每次最大量是多少？妊娠期间使用这个药物安全吗？

知识类型 妊娠期用药

知识链接 美国妊娠期临床甲状腺功能减退症（以下简称甲减）的患病率是0.3%~0.5%；国内报告的患病率是1.0%。国外多数研究表明，妊娠期临床甲减会增加妊娠不良结局的风险，对胎儿神经智力发育也可能有不良影响。妊娠不良结局包括早产、低体重儿和流产等。Abalovich等研究表明，妊娠期临床甲减发生流产的风险增加60%；Leung等报道其发生妊娠期高血压的风险增加22%；Allen等则发现临床甲减孕妇发生死胎的风险升高。引起临床甲减的最常见原因是自身免疫甲状腺炎，约占80%，其他原因包括甲状腺手术和碘-131治疗等。

妊娠期临床甲减首选左甲状腺素治疗。不建议使用三碘甲状腺原氨酸和干甲状腺治疗。美国甲状腺学会（American Thyroid Association，

ATA)提出:左甲状腺素治疗妊娠期临床甲减时促甲状腺激素(thyroid stimulating hormone,TSH)目标是:妊娠早期(the first trimester,T1)期0.1~2.5mIU/L,T2期0.2~3.0mIU/L,T3期0.3~3.0mIU/L。非妊娠临床甲减的完全替代剂量是1.6~1.8μg/(kg·d),妊娠临床甲减的完全替代剂量可以达到2.0~2.4μg/(kg·d)。左甲状腺素起始剂量50~100μg/d,根据患者的耐受程度增加剂量,尽快达标。合并心脏疾病者需要缓慢增加剂量。对于严重临床甲减的患者,在开始治疗的数天内给予两倍替代剂量,使甲状腺外的T_4值尽快恢复正常。

妊娠期亚临床甲减增加不良妊娠结局发生的危险。Casey回顾性研究报告,未经治疗的亚临床甲减孕妇的不良妊娠结局风险升高2~3倍。Benhadi等进行的病例对照研究分析了2497名荷兰孕妇的流产原因,发现高促甲状腺激素(thyroid stimulating hormone,TSH)水平增加了流产的风险。Negro等进行的RCT研究筛查了妊娠早期孕妇4000名,对甲状腺过氧化物酶抗体(thyroid peroxidase antibody,TPOAb)阳性和TSH>2.5mIU/L的孕妇给予左甲状腺素(levothyroxine,L-T_4)干预,结果证实L-T_4干预可以降低发生不良妊娠结局的风险。Cleary-Goldman等对10990名孕妇进行研究,发现TPOAb阴性，TSH在2.5~5.0mIU/L之间的孕妇与TSH<2.5mIU/L的孕妇相比，前者流产的发生风险显著增高。Ashoor等最近报告，由于流产或死胎而终止妊娠的202名孕妇于妊娠第11~13周时与4318名正常孕妇进行比较，血清TSH水平高于97.5百分位点的比例显著增高，FT_4水平低于2.5百分位点的比例也显著增高。但是，Mannisto等分析了5805名孕妇妊娠12周时甲状腺功能检测结果，发现对围产期死亡率没有影响。最近一项meta分析显示，31项类似研究中28项研究支持亚临床甲减可增加不良妊娠结局发生的风险。

妊娠期亚临床甲减伴TPOAb阳性者应当接受$L-T_4$治疗。一项RCT研究表明对于63例妊娠9周亚临床甲减伴TPOAb阳性妇女给予$L-T_4$干预，会减少不良妊娠结局。另一项RCT研究表明对于36名甲状腺功能正常（定义TSH<4.2mIU/L）伴TPOAb阳性的孕妇，在妊娠T1期给予$L-T_4$干预，早产和流产减少。但是对亚临床甲减TPOAb阴性者可以不予治疗。亚临床甲减的治疗药物、治疗目标和监测频度与临床甲减相同。$L-T_4$的起始剂量可以根据TSH升高程度选择。TSH>妊娠特异参考值上限，$L-T_4$的起始剂量50μg/d；TSH>8.0mIU/L，$L-T_4$的起始剂量75μg/d；TSH>10mIU/L，$L-T_4$的起始剂量100μg/d。根据TSH的治疗目标调整L-T$_4$的剂量。

问题解答 左甲状腺素是一种由母亲和胎儿自身产生的甲状腺素,在妊娠期可用于治疗甲状腺功能减退。患者的个体日剂量应根据实验室检查以及临床检查的结果来确定,血清中促甲状腺激素的基础浓度是确定治疗方法的可靠依据。

-------------------- 资料来源 --------------------

[1] Gerald G. Briggs, Roger K. Freeman, Sumner J. Yaffe, et al, Drugs in Pregnancy and Lactation[M]. 第7版. 杨慧霞,段涛,译. 北京:人民卫生出版社,2008

[2] 滕卫平,段涛,宁光,等. 妊娠和产后甲状腺疾病诊治指南[J]. 中华内分泌代谢杂志,2012,28(5)356-367

咨询问题9 刘女士妊娠期体检查出甲状腺功能亢进,医生给开了甲巯咪唑,患者咨询妊娠期甲亢可以用药物控制吗?

知识类型 妊娠期用药

知识链接 妊娠期甲状腺毒症患病率为1%,其中临床甲亢占0.4%,亚临床甲亢占0.6%。分析病因,Graves病占85%,包括妊娠前和新发Graves病；妊娠甲亢综合征（syndrome of gestational hyperthyroidism，SGH）也称为一过性甲亢（transient hyperthyroidism），占10%；甲状腺高功能腺瘤、结节甲状腺肿、葡萄胎等仅占5%。对于妊娠甲亢综合征所致的一过性甲亢，以对症治疗为主，一般在妊娠14~18周，血清甲状腺激素可恢复正常。当妊娠甲亢综合征与Graves甲亢鉴别困难时，可短期使用抗甲状腺药物（antithyroid drug，ATD）。对Graves病甲亢需要ATD治疗。

常用的ATD有两种：甲巯咪唑（methimazole，MMI）和丙硫氧嘧啶（propylthiouracil，PTU）。MMI致胎儿发育畸形已有报道，主要是皮肤发育不全和"甲巯咪唑相关的胚胎病"，包括鼻后孔和食管的闭锁、颜面畸形。所以在怀孕前和妊娠早期优先选择PTU，避免使用MMI。最近美国FDA报告PTU可能引起肝脏损害，甚至导致急性肝脏衰竭，建议仅在妊娠早期使用PTU，以减少造成肝脏损伤的几率。所以，除怀孕前和妊娠早期外，优先选择MMI。PTU与MMI的等效剂量比是10：1到15：1（即PTU 100mg：MMI 7.5~10mg）。ATD起始剂量取决于症状的严重程度及血清甲状腺激素的水平。总的来说，ATD起始剂量如下：MMI 5~15mg/d，或者PTU 50~300mg/d，每日分次服用。对于PTU引起的急性肝衰竭国内尚缺乏调查报告。在PTU和MMI转换时应当注意监测甲状腺功能变化及药物不良反应(特别是血象和肝功能)。

问题解答 妊娠期甲亢如果出现明显的临床症状,需要使用药物控制。药物控制妊娠期甲亢,妊娠早期优先选择丙硫氧嘧啶(PTU),甲巯咪唑(MMI)为二线选择。妊娠中晚期优先选择甲巯咪唑(MMI)。

------------------------------ 资料来源 ------------------------------

[1] 滕卫平,段涛,宁光,等. 妊娠和产后甲状腺疾病诊治指南[J]. 中华内分泌代谢杂志,2012,28(5)356-367

咨询问题10 李女士正在备孕,她听别人说妊娠期需要更多的碘摄入,想咨询妊娠期和哺乳期碘摄入的推荐量是多少?

知识类型 妊娠期用药

知识链接 妊娠期间甲状腺激素合成增加,肾脏碘排泄增加,以及胎儿碘需求增加,妊娠妇女的碘需要量比非妊娠妇女显著增加。孕前和孕期有充足碘摄入的妇女,可以保证甲状腺内充足的碘储备,能够满足怀孕期间甲状腺激素需求增加。但是,对于碘缺乏妇女、妊娠内环境改变,就会导致甲状腺激素的缺乏。

WHO推荐妊娠期和哺乳期妇女碘摄入量

都是250μg/d。鉴于个体饮食碘摄入量难以准确评估，美国甲状腺协会（American Thyroid Association，ATA）常规推荐所有妊娠期和哺乳期妇女在每天正常饮食基础上再补碘150μg。补充剂型最好是碘化钾形式。

《我国居民膳食营养素参考摄入量》推荐孕早期碘摄入量200μg/d，从20世纪60年代开始，我国政府在全国推广食盐强化碘。由于孕前和孕早期对碘的需求相对较多，除摄入碘盐外，建议最好每周进食1~2次海产食品，如海带、紫菜、鱼、虾、贝类等。

问题解答 根据WHO最新推荐标准，妊娠期和哺乳期妇女每天要保证至少250μg的碘摄入量。为保证上述碘摄入量，除了正常的饮食之外，每天需要额外补碘150μg。补碘形式以碘化钾为宜（或者含相同剂量碘化钾的复合维生素）。对于孕前和孕早期妇女，除摄入碘盐外，建议最好每周进食1~2次海产食品，如海带、紫菜、鱼、虾、贝类等。

-------------------------------- 资料来源 --------------------------------

[1] 滕卫平,段涛,宁光,等. 妊娠和产后甲状腺疾病诊治指南[J]. 中华内分泌代谢杂志, 2012,28(5): 356-367

[2] 张为远. 中华围产医学[M]. 北京: 人民

咨询问题11 吴女士妊娠状态下因上呼吸道感染使用阿莫西林,想咨询妊娠妇女能不能用阿莫西林?

知识类型 妊娠期用药

知识链接 妊娠期抗生素的应用需考虑药物对孕妇和胎儿两方面的影响。对胎儿有致畸或明显毒性作用的药物,如四环素类、喹诺酮类等,妊娠期应避免应用。对孕妇和胎儿均有毒性作用的药物,如氨基糖苷类、万古霉素、去甲万古霉素等,妊娠期避免应用;确有应用指征时,须在血药浓度监测下使用,以保证用药安全、有效。妊娠期感染应使用药物毒性低,对胎儿及孕妇均无明显影响,也无致畸作用的药物,如青霉素类、头孢菌素类等β内酰胺类药物。

美国食品药品管理局(Food and Drug Administration, FDA)按照药物在妊娠期应用时的危险性将药物分为A、B、C、D及X类(表1)。药物致畸危险度的分类体系分级标准另见咨询问题7下方的知识链接。需要注意的是,妊娠期感染者接受氨基糖苷类、万古霉素、去甲万古霉素、氯霉素、磺胺、氟胞嘧啶治疗时必须进行血药浓度监测,据以调整给药方案。

23

表1 FDA妊娠期危险性药物分类表

FDA分类	抗生素
A	无
B	青霉素类、红霉素、两性霉素B、甲硝唑、头孢菌素类、阿奇霉素、特比萘芬、呋喃妥因、青霉素类+β内酰胺酶抑制剂、克林霉素、利福布丁、氨曲南、磷霉素、乙胺丁醇、美罗培南、克霉唑、厄他培南
C	亚胺培南(或)西司他丁、氟康唑、磺胺药(或)甲氧苄啶、乙胺嘧啶、氯霉素、伊曲康唑、氟喹诺酮类、利福平、克拉霉素、酮康唑、利奈唑胺、异烟肼、万古霉素、氟胞嘧啶、咪康唑、吡嗪酰胺、伊曲康唑、制霉菌素
D	氨基糖苷类、四环素类
X	奎宁、乙硫异烟胺、利巴韦林

问题解答 孕期可选用安全的抗菌药,包括β内酰胺类(青霉素类、头孢菌素类)、大环内酯类(罗红霉素、阿奇霉素、红霉素,克拉霉素除外)。另外克林霉素、甲硝唑、克霉唑外用药等孕期也可以使用。对哪些药孕期能否使用,一定要咨询医生或药师。

阿莫西林属于β内酰胺类抗生素,属于B类药物,妊娠期可以使用,正确使用不会对胎儿造成不良影响。

-------------- 资料来源 --------------

[1] 刘朝晖,赵亚红,张岩,等. 妇产科抗生素使用指南[J]. 中华内分泌代谢杂志,2011,46(3):230-233

[2] Gerald G. Briggs, Roger K. Freeman, Sumner J. Yaffe, et al, Drugs in Pregnancy and Lactation[M]. 第7版. 杨慧霞,段涛,译. 北京:人民卫生出版社,2008

咨询问题12 张女士患有癫痫,一直服用奥卡西平,症状控制良好,目前处于备孕状态,想咨询能否继续服用奥卡西平?

知识类型 妊娠期用药

知识链接 生育期女性癫痫患者应向癫痫专科医生和产科医生进行孕前咨询,了解与癫痫相关的妊娠并发症和抗癫痫药物(antiepileptic drugs,AEDs)可能存在的致畸作用,以便依据个体情况对能否怀孕做出选择。在妊娠前,应保证至少最近半年无癫痫发作。如果患者最近两至三年均无发作,且脑电图正常,在告知癫痫复发对患者及胎儿的影响后,可以考虑逐步停药。否则,应当对病情进行综合评估,并依据患者的癫痫发作类型,选取最小剂量AEDs控制发作,并尽可能采取单药治疗方案。如需换药,应当保证在妊娠前达到有效的血药浓度。值得注意的是,相对其他AEDs而言,丙戊酸单药或联合用药时,尤其当药物总剂量＞1000mg/d时,胎儿罹患神经管缺损、脊柱裂、泌尿生殖系统先天畸形的概率相对较高。因此,对于服用该类AEDs的患者,即便其适用于患者的发作类型,也应建议由临床医生重新评估并选用其他药物替代后再考虑妊娠。在妊娠前一个月和早期妊娠阶段,口服5mg/d大剂量叶酸,可在一定程度上降低胎儿发生先天畸形的风险。女性癫痫患者妊娠期间,绝大多数都需要继续服用AEDs,以避免因癫痫发作给妊娠及胎儿带来不良影响。目前临床所使用的AEDs几乎都能透过胎盘屏障。AEDs可能增加流产、胎儿先天畸形、胎儿生长受限、产后出血等不良事件的潜在风险。拉莫三嗪、左乙拉西坦、托吡酯、奥卡西平、唑尼沙胺、加巴喷丁等新一代AEDs可能会改善妊娠期药物的耐受性,较传统AEDs对胎儿的致畸性小,但尚缺乏大规模的临床研究证据支持。因此建议:所有AEDs调整最好在受孕前完成;尽量在癫痫发作控制稳定后开始备孕,尤其是对于全身强直阵挛性发作患者;尽可能避免使用丙戊酸、扑米酮、苯巴比妥等;尽量将AEDs调整至单药治疗的最低有效剂量。

奥卡西平属于妊娠期C级药物,动物研究

证实其可导致胚胎死亡、胎儿宫内发育迟缓及各种畸形。奥卡西平可透过胎盘,在母体和胎儿的浓度比接近1:1。有研究报道,在248名单独使用奥卡西平的妊娠女性中,新生儿畸形率为2.4%,与人类总畸形率(2%~4%)相比并无明显差异,用奥卡西平辅助治疗的61名女性中,畸形率为6.6%,提示多药治疗的风险大于单药。现有数据并不能说明单独使用奥卡西平会产生畸形,但是排除这种风险的相关数据也不充分。

问题解答 奥卡西平属于妊娠期C级药物,动物研究证实其可导致胚胎死亡、胎儿宫内发育迟缓及各种畸形。如果奥卡西平控制癫痫发作效果较好,为了避免妊娠期间癫痫发作对胎儿的危害,在确认收益大于风险的情况下,准备妊娠和妊娠期间可以继续使用该药。但需要做到以下几点:单独使用奥卡西平治疗,并将剂量调整至单药治疗的最低有效剂量,分次给予最低有效剂量以降低峰浓度,最大限度减少风险;在癫痫发作控制稳定后开始备孕;奥卡西平会加重妊娠期间的叶酸缺乏,应注意足量补充;奥卡西平可透过胎盘促进胎儿体内维生素K氧化降解,导致新生儿出血性疾病的风险增加,建议患者在妊娠最后一个月,每天口服20mg维生素K,并应在新生儿出生后立即肌内注射维生素K；妊娠期生理变化可影响奥卡西平的代谢，应定期监测奥卡西平血药浓度，并结合患者情况调整剂量，从而尽量减少孕期癫痫发作和奥卡西平对胎儿的影响；做好孕检，在孕中期应进行详细的超声波检查，在妊娠16周检测孕妇血清中的甲胎蛋白。

-------------- 资料来源 --------------

[1] 廖卫平. 妊娠期女性抗癫痫药物应用中国专家共识[J]. 中国医师杂志,2015,17(7):969-970

[2] Georgia M. Safety of the newer antiepileptic drug oxcarbazepine during pregnancy.[J]. Current Medical Research & Opinion,2005,21(5):693-701

咨询问题13 王女士前段时间发烧吃了布洛芬,最近查出怀孕了,请问布洛芬对胎儿有影响吗?

知识类型 妊娠期用药

知识链接 布洛芬为非选择性环氧合酶(cyclooxygenase, COX)抑制剂,有明显的抗炎、解热、镇痛作用。在妊娠早期使用COX抑制剂可能会阻碍胚胎着床。在妊娠晚期使用COX

抑制剂可能会导致胎儿动脉导管收缩,并随着孕周增长,动脉导管收缩越来越明显,于妊娠34周后,此风险达100%。如果在妊娠晚期接近分娩时使用这些药物,新生儿可能会出现持续性肺动脉高压;也可通过降低子宫收缩力,抑制临产而使妊娠延长。妊娠早期或者临近分娩使用,风险等级为D。因此准备怀孕的妇女应慎用COX抑制剂。

问题解答 布洛芬对胎儿的影响与使用时的胎龄有关:怀孕4周内,也就是受精后2周内,布洛芬对受精卵是"全"或"无"的影响,即自然流产或无影响,如果后续检查提示胚胎发育正常,则可排除布洛芬对胎儿的影响;在怀孕早期和中期使用布洛芬,并不会增先天缺陷的风险,是妊娠早中期使用非甾体抗炎药的首选;孕28周开始,使用布洛芬会增加动脉导管收缩的风险,不建议使用;妊娠期发热可以考虑使用对乙酰氨基酚,对孕妇而言是最安全的退热药(FDA推荐的B类用药)。

------------------------------ 资料来源 ------------------------------

[1] 宋元林,白春学. 特殊人群普通感冒规范用药的专家共识[J]. 国际呼吸杂志,2015,35(1):1-5

[2] Nezvalová-Henriksen K, Spigset O,

Nordeng H. Effects of ibuprofen, diclofenac, naproxen, and piroxicam on the course of pregnancy and pregnancy outcome: A prospective cohort study[J]. Reproductive Toxicology, 2013, 120（8）: 84

咨询问题14 宋女士妊娠4周，误服氯雷他定2次，药物对胎儿影响大么？

知识类型 妊娠期用药

知识链接 妊娠期抗过敏药首选马来酸氯苯那敏、右氯苯那敏、氯马斯汀、氯雷他定，次选西替利嗪。尽量谨慎使用新的或记录较少的抗组胺药，禁用阿司咪唑和特非那定。目前没有发现在怀孕期间使用抗组胺药物治疗过敏症状会有胚胎或胎儿毒性。

问题解答 氯雷他定妊娠期分级为B级，孕期可以用于抗过敏，目前没有发现其对胎儿有不良影响。

------------------------------ 资料来源 ------------------------------

[1] Gerald G. Briggs, Roger K. Freeman, Sumner J. Yaffe, et al, Drugs in Pregnancy and Lactation[M]. 第7版. 杨慧霞，段涛，译. 北京：人民卫生出版社，2008

咨询问题15 高女士妊娠32周了,这次孕检查血压140/100mmHg,医生给开了盐酸拉贝洛尔口服,患者咨询市场上有那么多抗高血压药物,除了拉贝洛尔,孕妇还能使用什么药物控制血压?

知识类型 妊娠期用药

知识链接 妊娠期高血压疾病的治疗目的是预防重度子痫前期和子痫的发生,降低母胎围产期病率和死亡率,改善母婴预后。治疗基本原则:休息、镇静、解痉,有指征的降压、补充胶体、利尿,密切监测母胎情况,适时终止妊娠。应根据病情轻重分类,进行个体化治疗。

孕妇无并发脏器功能损伤,收缩压应控制在130~155mmHg,舒张压应控制在80~105mmHg;孕妇并发脏器功能损伤,则收缩压应控制在130~139mmHg,舒张压应控制在80~89mmHg。降压过程力求下降平稳,不可波动过大,且血压不可低于130/80mmHg,以保证子宫胎盘血流灌注。

常用的口服降压药物有:拉贝洛尔、硝苯地平短效或缓释片。如口服药物血压控制不理想,可使用静脉用药,常用有:拉贝洛尔、尼卡地平、酚妥拉明。孕期一般不使用利尿剂降压,以防血液浓缩、有效循环血量减少和高凝倾向。不推荐使用阿替洛尔和哌唑嗪。硫酸镁不可作为降压药使用。禁止使用血管紧张素转换酶抑制剂（ACEI）和血管紧张素Ⅱ受体拮抗剂（ARB）。

问题解答 妊娠期高血压选择用药原则是：对肾脏和胎盘-胎儿单位影响小，平稳降压；首选口服降压药，次选静脉降压药；可以联合用药。如果本身有慢性高血压，甲基多巴是首选口服药物，拉贝洛尔、硝苯地平、肼屈嗪是可供选择的口服药，可以考虑联合用药。即使对于急性重度高血压也可选择硝苯地平、拉贝洛尔口服降压，无效时选择静脉给药。静脉用药首选拉贝洛尔，其次酚妥拉明、尼卡地平等。肼屈嗪是妊娠期严重高血压的静脉首选药物。硫酸镁不作为降压药使用，主要用于重度子痫前期孕妇惊厥的预防和子痫惊厥及复发的控制。小剂量阿司匹林可用于子痫前期的预防。不推荐使用阿替洛尔和哌唑嗪。妊娠期禁止使用血管紧张素转换酶抑制剂和血管紧张素Ⅱ受体拮抗剂。硝普钠是妊娠禁忌药物，孕期仅适用于其他降压药物应用无效的高血压危象孕妇。产前应用不超过4小时。另外注意经济有效，降低医疗费用。

-------------------------------- 资料来源 --------------------------------

[1] 饶海英,邹虹,漆洪波.美国妇产科医师学会（ACOG）妊娠期高血压疾病指南2013版

要点解读[J]. 中国实用妇科与产科杂志,2014,30(10): 739-743

[2] 中华医学会妇产科学分会妊娠期高血压疾病学组.妊娠期高血压疾病诊治指南(2015)[J]. 中华妇产科杂志,2015,50(10): 721-730

[3] 赫里什托夫·舍费尔(Schaefer.C.),保罗·彼得斯,理查德·K·米勒著. 山丹,等译. 孕期与哺乳期用药指南. 第2版[M]. 北京:科学出版社

咨询问题16 李女士有妊娠子痫病史,目前妊娠32周,为预防妊娠子痫,医生开了小剂量阿司匹林,患者咨询可以服用阿司匹林吗?

知识类型 妊娠期用药

知识链接 先兆子痫是妊娠期出现的一种特有疾病,其严重威胁着母婴生命安全,也是导致孕产妇及围生儿死亡的重要原因之一。因此,预防孕妇发生先兆子痫有着重要意义。目前最有效的先兆子痫预防方案是口服小剂量(60~150mg/d)阿司匹林,而且多个国家已经将小剂量阿司匹林预防高危孕妇先兆子痫列入相关指南,2014年9月美国预防服务工作组(USPSTF)发表指南推荐对高危孕妇采取口服小剂量阿司匹林预防先兆子痫。目前多项随机对照试验已经证实,对于合并先兆子痫高危

因素孕妇,小剂量阿司匹林可以预防先兆子痫。2014年,USPSTF指南指出,目前有足够的证据表明小剂量阿司匹林(LDA)作为先兆子痫的预防用药并不增加胎盘早剥、产后出血和胎儿颅内出血的风险,预防给药的时机为妊娠12~28周。

问题解答 可以,目前有大量证据证明对高危孕妇使用小剂量阿司匹林作为子痫前期的预防措施明显的利大于弊,且已在多个国家使用。

-------------------------------- 资料来源 --------------------------------

[1] 谢川,刘兴会. 小剂量阿司匹林预防孕妇先兆子痫的指南解读[J]. 中华妇幼临床医学杂志,2015,11(2): 164-166

咨询问题17 宋女士咨询孕期感冒了怎么办,是否可以使用抗菌药?

知识类型 妊娠期用药

知识链接 普通感冒以打喷嚏、鼻塞、流涕等症状为主,咳嗽亦是临床常见症状,可伴或不伴有咽痛、发热或肌肉疼痛等症状。大部分是由病毒引起,鼻病毒是引起普通感冒最常见的病原体,其他病毒包括冠状病毒、副流感病毒、呼吸道合胞病毒等。常在季节交替和冬、春季节发病,起病较急,可有喷嚏、鼻塞、流清水样涕,初期也可有咽部不适或咽干,咽痒或烧灼感。2~3天后变为稠涕,可有咽痛或声嘶,有时由于咽鼓管炎可出现听力减退,也可出现流泪、味觉迟钝、呼吸不畅、咳嗽、少量咳痰等症状。一般无发热及全身症状,或仅有低热。严重者除发热外,可感乏力不适、畏寒、四肢酸痛和头痛及食欲缺乏等全身症状。无并发症的普通感冒一般5~7日可痊愈。

问题解答 一般感冒是自愈性疾病,从开始到结束有一个过程,没有特效的感冒药。因此对于普通感冒以对症治疗、缓解感冒症状为主,同时应加强休息,适当补充水分,保持室内空气流通。病情严重要尽快看医生,注意日常护理,出现高热要进行退热治疗。如果医生诊断出现细菌感染,可以选用孕期较安全的抗菌药。

-------------------- 资料来源 --------------------

[1] 宋元林,白春学.特殊人群普通感冒规范用药的专家共识[J].国际呼吸杂志,2015,35(1):1-5

咨询问题18 张女士怀孕12周了,患有阴道炎,医生开了聚维酮碘溶液,患者咨询孕妇能用吗?

知识类型 妊娠期用药

知识链接 聚维酮碘溶液的说明书中标注其为妊娠哺乳期禁用。在妊娠期使用抗感染制剂碘,应主要考虑碘对婴儿甲状腺功能的影响。由于水溶性和离子化碘处于动态平衡状态中,故所有的碘化物和碘制剂都被认为是一大类。碘化物很容易穿过胎盘到达胎儿体内。长期或临近足月使用时,碘化物会导致胎儿和新生儿甲状腺功能减退和甲状腺肿大。短期使用,例如,母亲甲状腺术前准备,使用10天,不会有危险,被认为是安全的。有4项研究显示,妊娠期使用聚维酮碘有潜在危险。分娩前,阴道和会阴局部使用吸收会明显增加,使部分新生儿出现了一过性甲状腺功能低下。

问题解答 聚维酮碘溶液的说明书中标注为妊娠哺乳期禁用是因为碘制剂会影响胎儿甲状腺功能,但多为一过性,且短期应用或远离足月使用更为安全,故仅在医生认为利大于弊时可以使用。

------------ **资料来源** ------------

[1] Gerald G. Briggs, Roger K. Freeman, Sumner J. Yaffe, et al, Drugs in Pregnancy and Lactation[M]. 第7版. 杨慧霞,段涛,译. 北京:人民卫生出版社,2008

咨询问题19 高女士妊娠35周了,最近便秘严重,想咨询妊娠期便秘可以使用开塞露吗?

知识类型 妊娠期用药

知识链接 孕产妇便秘治疗流程:用药原则:①疗效好、不被吸收入血(无致畸作用)、不经乳汁分泌、耐受性好;②预防性用药:易患便秘高危者(宫颈机能不全环扎术后、前置胎盘等),首选药:双糖类渗透性泻药(如乳果糖),次选药:容积性泻药(如欧车前等,注意腹胀、起效慢,适用于轻度便秘);③治疗性用药:首先进行便秘症状评估,治疗性一线通便药首选:双糖类渗透性泻药(如乳果糖),次选药:其他渗透性泻药(如聚乙二醇);④如以上治疗无效则选用二线用药:可考虑加用复方角菜酸酯栓、多库酯钠(短期应用)等。润滑类泻药开塞露、蓖麻油禁用于妊娠期女性。

问题解答 妊娠期便秘禁用开塞露等润滑类泻药,可以选择乳果糖等不被吸收的渗透性泻药。

-------------------------------- 资料来源 --------------------------------

[1] 范玲. 通便药在妇产科合理应用专家共识[J]. 中华医学杂志,2014,94(46): 3619-3622

咨询问题20 王女士妊娠16周了,查出患有阴道炎症,医生开了克霉唑阴道片(凯妮汀),患者咨询这个药物是否可用于孕妇?

知识类型 妊娠期用药

知识链接 美国FDA按照药物在妊娠期应用时的危险性将药物分为A、B、C、D及X类,详见"咨询问题7的知识链接"克霉唑属于咪唑衍生物,其作用机制为使真菌细胞膜上的麦角固醇合成受阻,由此造成细胞膜的功能和通透性改变。阴道和皮肤局部给药吸收的药物量很小。FDA分级为B级。目前尚未有克霉唑致先天性缺陷的报道。妊娠期局部应用克霉唑的研究,未发现其有胚胎毒性。

问题解答 可以,妊娠分级为B级,较为安全。妊娠期使用克霉唑(凯妮汀)阴道片时,不要使用投药器。

-------------------------------- **资料来源** --------------------------------

[1] Gerald G. Briggs, Roger K. Freeman, Sumner J. Yaffe, et al, Drugs in Pregnancy and Lactation[M]. 第7版. 杨慧霞,段涛,译. 北京:人民卫生出版社,2008

[2] 克霉唑药物说明书,生产企业:Bayer Schering Pharma AG,商品名:凯妮汀,修改日期:2011.08.23

咨询问题21 张女士上个月服用了1次紧急避孕药,这个月该来月经的时候没有来。一个星期后去医院检查发现怀孕了,咨询紧急避孕药对胎儿有影响吗?

知识类型 妊娠期用药

知识链接 服用紧急避孕药后仍有可能发生妊娠,有可能是在服药之前就已妊娠,也有可能在服药后再次发生无保护性生活而妊娠。必须指出,目前未发现紧急避孕药对妊娠产生任何不良影响。若妇女在服用紧急避孕药之后发现妊娠,不论其决定继续妊娠或终止妊娠,都不必因曾经服用过紧急避孕药而寻求任何特别处理。

问题解答 怀孕4周内,也就是受精后2周内,胚胎还没有在子宫内扎根生长,药物对胎儿影响是"全"或"无","全"是接受药物全部影响,胚胎早期死亡出现流产而自然淘汰。"无"是没有受到药物影响,胚胎继续发育,不出现异常。这也就是临床安全期的说法。但是少数药物从身体内排出的时间较长,同时有明确的致畸证据,不适用这个原则。紧急避孕药是一种短效的孕激素,很快从身体里代谢排出体外,因此不用担心。如果没有出现流产,胚胎应该是正常发育的。

药物对胎儿的影响因素很多,最重要的是

用药时的胎龄,即损害的性质与胎儿的发育阶段密切相关。孕早期是药物致畸高度敏感期,即怀孕5~12周,胚胎开始定向发育,也就是器官形成阶段,受到有害的药物作用后,可产生形态上的异常而形成畸形。因此应尽量避免用药。若必须用药时,应有临床医生明确诊断,而且尽可能使用孕期推荐使用的药品。

-------------------------------- 资料来源 --------------------------------

[1] Gerald G. Briggs, Roger K. Freeman, Sumner J. Yaffe, et al, Drugs in Pregnancy and Lactation[M]. 第7版. 杨慧霞,段涛,译. 北京:人民卫生出版社,2008

[2] 冯欣,韩朝宏. 药用对了才治病:孕产妇合理用药问答[M]. 北京:人民卫生出版社,2014

咨询问题22 王女士怀孕12周了,因口腔问题就诊后医生给开了复方氯己定含漱液,担心这个药物对胎儿有影响,前来咨询妊娠期妇女能不能使用复方氯己定含漱液?

知识类型 妊娠期用药

知识链接 复方氯己定含漱液成分为葡萄糖酸氯己定、甲硝唑。其中,氯己定为阳离子型表面活性防腐剂,其对胎儿的影响尚不明确;

甲硝唑可透过胎盘迅速进入胎儿循环,在乳汁中浓度与血浓度相似。动物试验显示甲硝唑有致癌、致突变作用,但在关于孕妇的前瞻性对照研究中并未发现甲硝唑有致死致畸作用,故FDA妊娠将其分级为B级,但由于该药会影响胎儿的神经系统发育,导致出生后在成长过程中认知和适应社会的能力较差,严重影响生活质量,因此妊娠期应慎用甲硝唑。由于复方氯己定含漱液的使用方式为含漱,吸收较少,只有少量药物进入了母体血液循环,推测在胎儿体内可能也是分布极少。

问题解答 若孕妇确有应用指征,可在权衡利弊后使用复方氯己定含漱液,并且要特别注意含漱时不要误吞进胃内。

-------------------- 资料来源 --------------------

[1] Gerald G. Briggs, Roger K. Freeman, Sumner J. Yaffe, et al, Drugs in Pregnancy and Lactation[M]. 第7版. 杨慧霞,段涛,译. 北京:人民卫生出版社,2008

咨询问题23 患者怀孕5周,服用湿毒清胶囊,外用曲安奈德益康唑乳膏(派瑞松)一周,咨询用药对胎儿有无影响?

知识类型 妊娠期用药

知识链接 湿毒清胶囊主要成分为地黄、当归、丹参、蝉蜕、苦参、白鲜皮、甘草、黄芩、土茯苓。其中,从传统中医理论来看,鲜地黄为清热凉血药,熟地黄则为补益药,资料显示地黄无足够的安全性数据;当归是传统上刺激月经的中药,具有刺激子宫平滑肌的作用,可能引起流产;蝉蜕属妊娠期慎用药物,有比较早期的文献显示可以降低小鼠的怀孕率,升高小鼠的畸胎率;苦参从中医的角度属于寒凉之物,孕妇应该不建议使用,但目前没有相关资料;白鲜皮也没有相关资料,只是有文献显示白鲜碱对家兔和豚鼠子宫平滑肌有较强收缩作用;甘草是一种补益中草药,孕妇可以服用,但不建议多用。因为中草药甘草不仅有祛痰功效,而且有催生作用。服用后易引起流产、早产等;黄芩有清热燥湿、泻火解毒、止血、安胎等功效,应该没问题;土茯苓有解毒,除湿,通利关节之功效,其用于孕妇的安全性还没有明显结论;总的来说,这些中药用于孕妇的安全性数据都不是很充分,所以应该慎用。

派瑞松中曲安奈德的妊娠分级为C级,妊娠早期使用分级为D级,但局部外用时的影响尚不明确,益康唑局部外用的分级为C级,妊娠早期不宜使用。但由于派瑞松为外用,经皮吸收生物利用度较低,影响可能较小。

问题解答 虽然湿毒清胶囊不含有绝对禁忌成分，但各成分的安全性资料较少，且妊娠前3个月为致畸高峰期，建议谨慎观察，积极做好孕期相关筛查。派瑞松妊娠期慎用，虽然局部外用影响较小，但也应注意。

-------- **资料来源** --------

[1] 冯欣,韩朝宏. 药用对了才治病: 孕产妇合理用药问答[M]. 北京: 人民卫生出版社, 2014

[2] 湿毒清胶囊药物说明书,生产企业: 广西玉林制药有限责任公司,商品名: 湿毒清胶囊,修改日期: 2011.08.08

[3] 曲安奈德益康唑乳膏药物说明书,生产企业: 西安杨森制药有限责任公司,商品名: 派瑞松,修改日期: 2011.07.01

咨询问题24 刘女士有糖尿病,现在怀孕了,前来咨询是否需要停用降糖药物?

知识类型 妊娠期用药

知识链接 女性2型糖尿病患者在计划怀孕前和怀孕初期面临着多重顾虑,临床医生除了要帮助患者克服女性为人母时普遍存在的担忧心理,还要考虑2型糖尿病及治疗对妊娠的影响。由于妊娠会使血糖控制变得更加困难,治疗方案宜更换为基础/餐时胰岛素治疗以确保血糖得到充分控制。应用二甲双胍的2型糖尿病患者,须考虑药物的可能益处或不良反应,如果患者愿意,可在医师指导下继续应用。

问题解答 孕期高血糖的主要危害为增加新生儿畸形、巨大儿和新生儿低血糖发生的危险性,所以孕期不能停止使用药物。但是需要调整药物,停用口服降糖药,改用胰岛素皮下注射控制血糖。

胰岛素是孕期首选的降糖药,它属于大分子蛋白,其降糖作用可靠而且不通过胎盘,对胎儿没有影响。糖尿病孕妇要注意监测血糖,严格控制饮食,适度运动。胰岛素药物保存方法: 2~8℃冷藏,避免冷冻。打开后室温保存4~6周。应用二甲双胍的2型糖尿病患者,须考虑药物的可能益处或不良反应,如果患者愿意,可在医师指导下继续应用。

-------- 资料来源 --------

[1] Gerald G. Briggs, Roger K. Freeman, Sumner J. Yaffe, et al, Drugs in Pregnancy and Lactation[M]. 第7版. 杨慧霞,段涛,译. 北京: 人民卫生出版社,2008

[2] 郁琦. 2014年妊娠合并糖尿病诊治指南[J]. 中华妇产科杂志,2014,49(8)561-568

咨询问题25 刘女士咨询妊娠期能服用铝碳酸镁（达喜）吗？

知识类型 妊娠期用药

知识链接 含铝抗酸药中摄入铝的生物利用度是0.01%~1%，被吸收的铝盐也能通过胎盘到达胎儿体内，高剂量使用会导致胎儿敏感器官（如中枢神经系统和肾脏）功能失调；含镁的抗酸药约有5%~10%被吸收，高剂量使用可能会引起矿物质代谢变化。妊娠期使用抗酸药一般来说是安全，没有证据显示，妊娠期正规的治疗使用会有致畸作用或产生其他发育毒性。

问题解答 妊娠期可以使用铝碳酸镁，但应避免无限制及长期应用。如果可能的话，建议首选硫糖铝，因为其铝的吸收很少。

-------------------------------- 资料来源 --------------------------------

[1] Gerald G. Briggs, Roger K. Freeman, Sumner J. Yaffe, et al, Drugs in Pregnancy and Lactation[M]. 第7版. 杨慧霞，段涛，译. 北京：人民卫生出版社，2008

咨询问题26 患者王女士处于备孕状态，最近使用了柳氮磺吡啶肠溶片、固本益肠片，想咨询停药多久后怀孕对胎儿没有影响？

知识类型 妊娠期用药

知识链接 柳氮磺吡啶妊娠分级为B级，近足月时应用为D级。柳氮磺吡啶及其代谢产物磺胺吡啶容易通过胎盘到达胎儿循环。母亲和胎儿体内的药物浓度大致一样。由于在盲肠和结肠吸收很少，且很快经尿液排出，胎盘对5-对氨基水杨酸转运很有限。口服后少部分在胃肠道吸收，通过胆汁可重新进入肠道（肠-肝循环）。半衰期约为6~17小时。固本益肠片成分为党参、炒白术、补骨脂、麸炒山药、黄芪、炮姜、酒当归、炒白芍，各个成分半衰期不同。

问题解答 柳氮磺吡啶妊娠分级为B级，如患者无须继续用药，依然建议停药。柳氮磺吡啶半衰期较长，建议停药一周以上再备孕。固本益肠片亦建议停药至少3天以上再备孕。

-------------------------------- 资料来源 --------------------------------

[1] Gerald G. Briggs, Roger K. Freeman, Sumner J. Yaffe, et al, Drugs in Pregnancy and Lactation[M]. 第7版. 杨慧霞，段涛，译. 北京：人民卫生出版社，2008

咨询问题27 患者李女士意外怀孕，在不知道妊娠的情况下服用过吉法酯，泮托拉唑和雷贝拉唑，想咨询这些药物妊娠期能吃吗？

知识类型 妊娠期用药

知识链接 吉法酯说明书标注为慎用。泮托拉唑妊娠分级为B级。与其他质子泵抑制剂相似,泮托拉唑对小鼠和大鼠(胃肠、肝和甲状腺)有致癌作用。肿瘤的形成与剂量相关,人类孕期宫内暴露有限,可能提示对人类无风险。和所有药物治疗一样,最安全的做法是在妊娠期尤其是早孕期,避免使用泮托拉唑。如果在妊娠早期确实需要用泮托拉唑或不小心使用了,根据此药的动物实验及已发表的其他质子泵抑制剂的实验,发生胚胎/胎儿先天缺陷的风险低。雷贝拉唑的妊娠分级为B类。动物实验中可观察到本药向乳汁转移,故哺乳期妇女应避免使用。必须用药时应暂停哺乳。对质子泵抑制剂而言,奥美拉唑在妊娠期应用的数据最为丰富,研究表明其不会带来主要畸形风险。

问题解答 吉法酯妊娠期慎用,泮托拉唑及雷贝拉唑可以使用,但除妊娠期反流性食管炎外,质子泵抑制剂是在妊娠期应用抗酸药、硫糖铝和雷尼替丁无效时的二线药物。若孕期需要使用质子泵抑制剂(proton pump inhibitors, PPI),推荐选用研究最为充分的奥美拉唑。但若是使用了其他PPI也无须终止妊娠,可在孕中期通过胎儿超声波检查以排除畸形。

-------------------------------- 资料来源 --------------------------------

[1] Gerald G. Briggs, Roger K. Freeman, Sumner J. Yaffe, et al, Drugs in Pregnancy and Lactation[M]. 第7版. 杨慧霞, 段涛, 译. 北京: 人民卫生出版社, 2008

[2] 冯欣, 韩朝宏. 药用对了才治病: 孕产妇合理用药问答[M]. 北京: 人民卫生出版社, 2014

[3] 吉法酯药物说明书, 生产企业: 日本生晃荣养药品株式会社, 商品名: 惠加强, 修改日期: 2007.05.25

咨询问题28 王女士目前妊娠状态, 咨询孕妇腹泻是否能服用蒙脱石散和双歧杆菌三联活菌胶囊(培菲康)?

知识类型 妊娠期用药

知识链接 对于急性腹泻, 适当补液和维持电解质平衡的对症治疗是主要手段, 必要时可禁食。蒙脱石散不经过胃肠道吸收, 不进入血液循环, 没有进入胎盘屏障, 所以对于孕妇腹泻, 是可以服用蒙脱石散的。双歧杆菌三联活菌胶囊(培菲康)所含成分为人体所需益生菌, 孕妇可以服用来调节肠道内菌群平衡。

问题解答 妊娠期可以使用蒙脱石散和双歧杆菌三联活菌胶囊控制腹泻症状, 注意适当补水和维持电解质平衡。此外还应该注意:两种药物至少间隔2小时以上服用,避免相互作用减低疗效。

-------------------------------- 资料来源 --------------------------------

[1] 冯欣,韩朝宏. 药用对了才治病:孕产妇合理用药问答[M]. 北京: 人民卫生出版社, 2014

咨询问题29 刘女士目前妊娠一个月,孕前在社区医院开叶酸片(斯利安)服用,朋友送2瓶复合维生素(爱乐维),咨询吃哪个好,是不是一起吃更好?

知识类型 妊娠期用药

知识链接 复合维生素(爱乐维)为复方制剂,每片含:12种维生素、7种矿物质和微量元素。

维生素A(4,000国际单位)1.2mg   钙0.125g

维生素B$_1$1.6mg   镁0.1g

维生素B$_2$1.8mg   磷0.125g

维生素B$_6$2.6mg   铜1mg

维生素B$_{12}$4.0μg   铁60mg

维生素C0.1g   锰1mg

维生素D$_3$(500国际单位)12.5μg   锌7.5mg

维生素E15mg

生物素0.2mg

叶酸0.8mg

烟酰胺19mg

泛酸钙10mg

问题解答 孕早期叶酸缺乏可增加胎儿畸形及早产的风险,一般需要孕前3个月至孕后3个月补充小剂量叶酸,也可以整个孕期都补充。对于身体健康准备怀孕的女性,每天服用小剂量叶酸0.4~0.8mg即可。对于曾经生育过神经管畸形儿的母亲或同时在使用抗癫痫药物的孕妇,应在医生指导下增加补充量至4mg。怀孕中、后期,胎儿生长速度加快,营养需求量增多,可以补充复合维生素。

孕妇使用的复合维生素是含有多种维生素、矿物质和微量元素的复方成分药品,其中含有叶酸0.8~1mg。长期服用叶酸过多,会干扰其他营养素的吸收,比如会阻碍维生素B_{12}的吸收。所以不建议同服两种。

-------------------- 资料来源 --------------------

[1] 复合维生素药物说明书,生产企业:Bayer S.p.A,商品名:爱乐维,修改日期:2009.07.01

[2] 冯欣,韩朝宏. 药用对了才治病:孕产妇合理用药问答[M]. 北京:人民卫生出版社,2014

咨询问题30 张女士目前处于备孕状态,听说孕妇需要额外补充小剂量叶酸,想咨询多吃有叶酸的食物,是否可以不用额外吃叶酸片?

知识类型 妊娠期用药

知识链接 叶酸的缺乏已经证实不仅与胎儿的神经管畸形有关,也与先天性心脏病、唇腭裂的发生有关,孕前补充叶酸,进食含有丰富叶酸的食物很有必要。叶酸缺乏会有以下表现:腹泻、没有胃口、虚弱、嗓子疼、头疼、心跳加快、易怒。怀孕13周以后可以停掉叶酸,也可以一直吃到分娩前,每日量少于1mg不会对孕妇和胎儿有副作用。

问题解答 叶酸属于B族维生素,在自然界中广泛存在,从饮食中可以获得。动物肝脏、深绿色蔬菜及豆类等含的叶酸比较丰富。虽然含有叶酸的食物很多,但是叶酸非常不稳定,在长时间烹调、暴露于空气及光中容易被破坏。由于叶酸是水溶性维生素,在身体里仅有少量贮存,必须每天从饮食上不断地补充。因为从饮食中获取的叶酸并不多,而且在身体内生物利用率较低,所以孕妇最好在饮食补充的同时额外服用小剂量叶酸。

------------------------------- 资料来源 -------------------------------

[1] 冯欣,韩朝宏. 药用对了才治病: 孕产妇合理用药问答[M]. 北京: 人民卫生出版社,2014

咨询问题31 刘女士妊娠28周孕检,医生说有点贫血,给开了补铁药。但她觉得没什么症状,不严重,咨询是否可以不吃? 毕竟孕期少用药比较好。

知识类型 妊娠期用药

知识链接 孕期贫血比较常见,在发展中国家的发病率高达52%,我国孕妇缺铁性贫血(iron deficiency anemia, IDA)患病率为19.1%,妊娠早、中、晚期IDA患病率分别为9.6%、19.8%和33.8%,主要是缺铁性贫血。孕期贫血会导致身体的抵抗力下降,容易发生感染性疾病。如果贫血严重,易发生妊娠期高血压、心脏病等,分娩时易发生心力衰竭,产后易感染。对胎儿的影响是早产、死胎,对婴儿的影响是贫血、大脑发育不良,智力低下。而且随着孕周发展,到了怀孕中、晚期,铁的需求会越来越多,不及时补充铁剂,会加重病情。

问题解答 建议孕期缺铁性贫血的孕妇,即使没有症状,也需要补铁。为了避免食物阻碍铁的吸收,宜餐前1小时服用铁剂。但是一部分铁剂会刺激胃肠道,需要餐后服用。服药时不要平躺、侧卧,应站立、多饮水,避免药物黏附在食道引起食管刺激。铁剂与维生素C同服,可以增加吸收率,建议多吃新鲜蔬菜、水果,也可以与果汁同服。相反,牛奶及奶制品、茶、咖啡、可可等阻碍铁吸收,所以喝奶、茶、咖啡等要与铁剂间隔1小时。如果服用其他药物,要与铁剂分开服用。服药期间出现黑便,停药后会恢复正常,不必担心。

-------------------- 资料来源 --------------------

[1] 冯欣,韩朝宏. 药用对了才治病:孕产妇合理用药问答[M]. 北京: 人民卫生出版社,2014

[2] 段涛. 妊娠期铁缺乏和缺铁性贫血诊治指南[J]. 中华围产医学杂志,2014,17(7): 451-454

咨询问题32 王女士妊娠18周了,咨询妊娠期钙片什么时候开始服用? 服用多久?

知识类型 妊娠期用药

知识链接 怀孕早期,胎儿处于组织和器官的分化阶段,仅有少量的钙沉积,对钙的需求量并不多。进入孕中后期,胎儿骨骼生长加快,骨骼开始钙化,对钙的需求量增多。《中国居民膳食营养素参考摄入量》对孕早期钙的推荐值为每日800mg,孕中期钙的推荐值为每日1000mg,孕晚期钙的推荐值为每日1200mg。

备孕期及整个孕期都应注意钙的营养补充,多食用含钙丰富的食物,因孕中晚期钙需要量增加,所以建议孕20周以后如果食补钙不足,还需额外补充钙剂。对35岁以上、多胎、多次妊娠、妊娠期高血压疾病、妊娠呕吐者可提前开始补钙。

问题解答 孕期特殊的生理需求,钙的需要量明显增加。孕早期,钙的需求并不多。进入孕20周以后,胎儿骨骼生长加快,对钙的需求增加,每日补充钙1000mg,到了怀孕晚期,孕28周以后需要每日补充钙1200mg。产后哺乳的母亲也需要每日补充钙1200mg。对于年龄35岁以上、多胎、妊娠高血压疾病、孕期呕吐者可提前补钙。钙最好的来源是奶及奶制品,如500ml牛奶含钙量580mg,其次是大豆及豆制品、虾皮、芝麻酱等。因为维生素D可以促进钙吸收,所以注意补充维生素D。鱼肝油、牛奶、蛋黄等动物性食物含有维生素D,以鱼肝油含量最丰富,另外,日照也可产生维生素D。如果食物补充钙不足,建议额外补充钙剂。

-------------------------------- 资料来源 --------------------------------

[1] 冯欣,韩朝宏. 药用对了才治病: 孕产妇合理用药问答[M]. 北京: 人民卫生出版社,2014

四、哺乳期用药问题

咨询问题33 邓女士目前处于哺乳期,最近服用了阿昔洛韦,咨询停药多长时间可以哺乳?

知识类型 哺乳期用药

知识链接 母乳阿昔洛韦浓度通常高于血浆药物浓度。阿昔洛韦的M/P值为2~4,乳母口服用药时,母亲体重相关剂量的1%~5%通过乳汁传递给乳儿,但并未发现乳儿存在中毒反应。由于阿昔洛韦可用于治疗新生儿疱疹病毒感染,而且在多项研究中没有观察到副作用,所以母亲用药期间母乳喂养是安全的。美国儿科学会将阿昔洛韦归为哺乳期可用药物。

问题解答 使用药物期间也可哺乳,婴儿通过母乳摄入的药物量很小,不会对婴儿有副作用,可放心哺乳。服药时间应该以哺乳后立即用药最佳,延长下一次哺乳时间。

-------------------- 资料来源 --------------------

[1] Gerald G. Briggs, Roger K. Freeman, Sumner J. Yaffe, et al, Drugs in Pregnancy and Lactation[M]. 第7版. 杨慧霞,段涛,译. 北京:人民卫生出版社,2008

咨询问题34 李女士目前处于哺乳期，因牙周炎服用甲硝唑片，患者想咨询停药多久可以恢复哺乳？

知识类型 哺乳期用药

知识链接 甲硝唑可以分布到母乳中，该药在新生儿中半衰期延长，在早产儿可达到35~74小时，在成人仅10小时。但目前并未发现服用甲硝唑哺乳后会引起特殊的毒性作用，也无致突变及致癌效应的报道。

问题解答 关于服用甲硝唑片，停药多久可以恢复哺乳有一定的争议。有观点认为无论乳汁中药物浓度如何，均存在对乳儿的潜在影响，并可能出现不良反应，哺乳期感染者应用任何抗生素时，均宜暂停哺乳，停止哺乳时间可根据不同药物代谢的时间而定，按照甲硝唑的半衰期计算，建议停药3天以上恢复哺乳。同时也有观点认为甲硝唑无明显致死致畸效应，且在治疗早产儿坏死性结肠炎中耐受性良好，说明其安全性较高，可以不必停止哺乳，建议在夜间最后一次哺乳后用药，减少婴儿接触较高浓度甲硝唑的可能。

------- **资料来源** -------

[1] Gerald G. Briggs, Roger K. Freeman, Sumner J. Yaffe, et al, Drugs in Pregnancy and

Lactation[M]. 第7版. 杨慧霞, 段涛, 等译. 北京: 人民卫生出版社, 2008

咨询问题35 王女士对青霉素、头孢类药物过敏, 剖宫产手术预防用药使用了注射用克林霉素, 患者咨询停药后多长时间可以哺乳?

知识类型 哺乳期用药

知识链接 克林霉素可以通过乳汁分泌。当乳母应用克林霉素时, 其在乳汁中可测得的含量为乳母体重相关剂量的6%, 克林霉素对母乳喂养的婴儿有潜在的影响: 肠内菌群失调, 对新生儿的直接影响: 干扰细菌培养结果。美国儿科学会将克林霉素列为适宜母乳喂养。

问题解答 克林霉素可以通过乳汁分泌, 谨慎起见, 用药期间暂停哺乳, 根据药物半衰期建议停药24小时后恢复母乳喂养。

-------------------- 资料来源 --------------------

[1] Gerald G. Briggs, Roger K. Freeman, Sumner J. Yaffe, et al, Drugs in Pregnancy and Lactation[M]. 第7版. 杨慧霞, 段涛, 译. 北京: 人民卫生出版社, 2008

咨询问题36 张女士目前处于哺乳期, 因妇科炎症使用了莫西沙星片, 用了三天, 问

停药多久后能哺乳?

知识类型 哺乳期用药

知识链接 尚无人类哺乳期使用莫西沙星的相关报道。但动物实验显示,在幼儿生长发育过程中,喹诺酮类会不可逆地破坏幼儿软骨关节的生长。莫西沙星分子量约402,能够分泌到乳汁中。哺乳期婴儿暴露于该药的影响未知。

问题解答 一般说来,哺乳期应禁用喹诺酮类抗生素,莫西沙星能够分泌到乳汁中,而且喹诺酮类药物会破坏幼儿软骨关节的生长,建议停药72小时后恢复哺乳。

-------------------- 资料来源 --------------------

[1] Gerald G. Briggs, Roger K. Freeman, Sumner J. Yaffe, et al, Drugs in Pregnancy and Lactation[M]. 第7版. 杨慧霞,段涛,译. 北京:人民卫生出版社,2008

咨询问题37 张女士咨询服用消癌平滴丸期间能否哺乳?

知识类型 哺乳期用药

知识链接 中药制剂多是从植物或植物根部提取的混合物,不同形式的中药制剂含有不同的化合物,所以中药含有的具体成分及剂量不可预知。目前关于中药能否进入乳汁的文献资料很少,但从安全的角度出发,应假定能充分进入,故哺乳期的用药范围与妊娠期基本相同。该药说明书标示孕妇忌服,哺乳期也应避免使用。此药物主要成分为乌骨藤,未在临床用药须知中找到相关记载。

问题解答 目前中药能否进入乳汁的文献资料很少,从安全的角度出发,服药期间应停止哺乳,建议停药3天后恢复哺乳。

-------------------------------- 资料来源 --------------------------------

[1] 冯欣,韩朝宏. 药用对了才治病:孕产妇合理用药问答[M]. 北京:人民卫生出版社,2014

[2] 张伯礼,高学敏. 临床用药须知[M].2010年版. 北京:中国医药科技出版社,2011

咨询问题38 王女士处于哺乳期,因妇科炎症使用聚维酮碘凝胶,前来咨询哺乳期妇女可以使用聚维酮碘凝胶吗?

知识类型 哺乳期用药

知识链接 碘化物可在乳汁中浓缩。有报道,1名哺乳期妇女每天使用聚维酮碘凝胶共6天,并未冲洗。停药后2天,该母亲注意到她7个半月大的婴儿有碘的味道。游离碘化物的母血清/乳汁的比率于1天后提高到23∶1;7天后,降至4∶1;但第8天又再次升高到10∶1。

婴儿血清和尿中的碘水平显著提高。婴儿的甲状腺功能测定没有任何问题。美国儿科学会认为，母亲在哺乳期使用碘化物，将增加乳汁中碘的水平从而影响新生儿甲状腺功能，但还是认为该药适用于哺乳期妇女。

问题解答 虽然美国儿科学会认为该药适用于哺乳期妇女，但用药后可能影响新生儿甲状腺功能，不推荐使用后哺乳，建议在夜间最后一次哺乳后用药。

-------------- 资料来源 --------------

[1] Gerald G. Briggs, Roger K. Freeman, Sumner J. Yaffe, et al, Drugs in Pregnancy and Lactation[M]. 第7版. 杨慧霞, 段涛, 译. 北京: 人民卫生出版社, 2008

咨询问题39 李女士最近要做胃镜检查，需要使用利多卡因胶浆，患者咨询使用利多卡因胶浆后可以哺乳吗？

知识类型 哺乳期用药

知识链接 利多卡因可少量进入乳汁分泌。由于母亲治疗期间和治疗后即刻不能给婴儿哺乳，因此暴露于乳汁中的利多卡因对婴儿可能造成的损害是非常低的。美国儿科学会将利多卡因归入哺乳期可用药物。

问题解答 利多卡因FDA分级为B级,且半衰期较短约为1~2小时,美国儿科学会认为利多卡因哺乳期可以使用。

---------------------- 资料来源 ----------------------

[1] Gerald G. Briggs, Roger K. Freeman, Sumner J. Yaffe, et al, Drugs in Pregnancy and Lactation[M]. 第7版. 杨慧霞,段涛,译. 北京:人民卫生出版社,2008

咨询问题40 刘女士皮肤皲裂需要使用尿素软膏,她正在处于哺乳期,咨询使用尿素软膏期间是否可以在哺乳?

知识类型 哺乳期用药

知识链接 尿素是人体本身的代谢产物,较为安全。《实用新生儿学》(第4版)中提到尿素酯可用于新生儿鱼鳞病的治疗。

问题解答 可以使用,建议在每次哺乳完后用药,可降低乳汁中药物含量。

---------------------- 资料来源 ----------------------

[1] Gerald G. Briggs, Roger K. Freeman, Sumner J. Yaffe, et al, Drugs in Pregnancy and Lactation[M]. 第7版. 杨慧霞,段涛,译. 北京:人民卫生出版社,2008

[2] 邵肖梅,叶鸿瑁,丘小汕. 实用新生儿学[M]. 第4版. 北京: 人民卫生出版社,2011

咨询问题41 王女士处于哺乳期,因为贫血使用腺苷钴胺,咨询用这个药物后能否哺乳?

知识类型 哺乳期用药

知识链接 腺苷钴胺是氰钴型维生素B_{12}的同类物,即其CN基被腺嘌呤核苷取代,成为5′-脱氧腺苷钴胺,它是体内维生素B_{12}的两种活性辅酶形式之一,是细胞生长繁殖和维持神经系统髓鞘完整所必需的物质。美国国家科学院对授乳妇女维生素B_{12}RDA量为2.6μg。如果授乳妇女的饮食能提供此剂量的维生素B_{12},则无需另外添加维生素B_{12}补充剂。

问题解答 应评估乳母体内维生素B_{12}水平后,决定是否需要使用腺苷钴胺,使用腺苷钴胺期间不影响哺乳。

------- 资料来源 -------

[1] 陈新谦,金有豫,汤光. 新编药物学[M]. 第17版. 北京: 人民卫生出版社,2011

[2] Gerald G. Briggs, Roger K. Freeman, Sumner J. Yaffe, et al, Drugs in Pregnancy and Lactation[M]. 第7版. 杨慧霞,段涛,译. 北京: 人民卫生出版社,2008

五、特殊剂型用法问题

咨询问题42 王女士就诊妇科,医生给开了保妇康泡沫剂,患者咨询这个药物如何使用?

知识类型 特殊剂型用法

知识链接 泡沫剂作为特殊制剂,一般有几点注意事项,睡前使用、建议用前温水清洁局部,用前摇匀,导管应插入阴道深部,部分产品需要多次按压倒置使用,保存应避免阳光直射,可能有烧灼感不耐受患者应及时停用。

问题解答 保妇康泡沫剂:一日1次,睡前使用。使用前先装上导管,振摇均匀,倒置容器,将导管轻轻插入阴道约7cm,揿压阀门,以泡沫刚好溢出阴道口为准。

-------------------------- 资料来源 --------------------------

[1] 保妇康泡沫剂药物说明书,生产企业:贵州宏宇药业有限公司,商品名:保妇康泡沫剂,修改日期:2008.07.08

咨询问题43 李女士就诊妇科后医生给开了高锰酸钾片外用,患者咨询高锰酸钾片如何使用?

知识类型 特殊剂型用法

知识链接 急性皮炎或急性湿疹伴继发感染时,以1:4000浓度溶解进行湿敷,湿的敷料放置患处半小时至1小时,每日重复3~5次,若损害广泛,渗出液多,可用本品药浴,冲洗溃疡或脓疡为1:1000浓度。治疗腋臭浓度为1:100,作为吗啡等中毒时洗胃液的浓度1:5000;处理蛇咬伤的浓度为1:1000。所有药液需新鲜配制,不同适应证采用不同浓度,需严格掌握用药浓度,过浓溶液会损伤皮肤,有刺激性,且使皮肤、指(趾)甲着色,亦能使衣服染色。

问题解答 妇科常用高锰酸钾外用片,临用前配制成1:5000(取1片加水500毫升)用于湿敷、清洗或坐浴。

-------------------------------- 资料来源 --------------------------------

[1] 高锰酸钾外用片药物说明书,生产企业:济南康福生制药有限公司,商品名:高锰酸钾外用片,修改日期: 2010.10.01

咨询问题44 张女士因为阴道瘙痒就诊妇科,医生给开了聚维酮碘溶液(丽泽)外用,用药期间来月经了,患者咨询月经期间能不能使用聚维酮碘溶液冲洗阴道?

知识类型 特殊剂型用法

知识链接 灌洗:取原液适量(至瓶盖螺纹一半处,约4ml),倒入50ml妇科冲洗器中,加入与体温相近的温开水至妇科冲洗器瓶颈处摇匀,将灌洗接头倒插入已稀释好的溶液中,浸泡2分钟消毒,取出灌洗接头与妇科冲洗器旋紧,采用卧式,将灌洗接头轻轻插入阴道即可进行灌洗。每日1~2次或遵医嘱。

问题解答 月经期间不建议使用。冲洗阴道使用方法:约1:12.5配比水,使用妇科冲洗器冲洗阴道,或者坐浴:取原液50ml,倒入盆中,加入700ml与体温相近的温开水稀释,采用坐式坐浴3~5分钟。

-------------------- 资料来源 --------------------

[1] 聚维酮碘溶液药物说明书,生产企业:南大药业,商品名:丽泽,修改日期:2010.10.01

咨询问题45 邓女士因妇科疾病就诊,医生给开了克霉唑阴道片(凯妮汀),患者咨询这个药物如何使用? 可以连续使用吗?

知识类型 特殊剂型用法

知识链接 对于复发性外阴阴道念珠病(recurrent vulvovaginal candidiasis, RVVC)2010年美国疾病控制中心阴道炎治疗指南描述对其巩固治疗通常为6个月。《临床药物治疗学：妇产科学》（第8版）中列举了维持用药的方法，其中有克霉唑阴道栓剂200mg每周两次使用。如果在6个月的连续用药过程中中断治疗，将出现50%或更高的复发率。如果出现复发，患者可开始连续12个月使用唑类药物。如果在使用唑类药物治疗过程中突然外阴阴道念珠菌病（vulvovaginal candidiasis，VVC）发作，应该进行分泌物培养和药物敏感性实验来排除罕见抗唑类的白念珠菌菌株或非白念珠菌感染。

问题解答 对于RVVC一年使用可以超过10次，可连续使用6个月。一定要遵从医嘱，不可擅自停药或加量，VVC发作不能自行使用药品，擅自使用药品非但不能起到治疗的作用，还可能增加菌株的耐药性。

用法：阴道给药。睡前1片，1片即为一疗程。用或不用投药器将药片置于阴道深处。一般用药1次即可，必要时可在4天后进行第二次治疗。

使用投药器的方法：从包装盒内取出投药器，拉开投药器的拉杆（A部），将阴道片的一半放入投药器B部内，另一半置于投药器外，当您在阴道内置放时，用手指轻压投药器的拉杆（A部）即可。投药时，最好采用仰卧位，并将带有药片的投药器小心地放入阴道深处。轻推投药器A部，将药片放入阴道内的正确位置。然后将投药器取出。特别注意：妊娠期使用克霉唑阴道片时应注意不要使用投药器。

-------------------- 资料来源 --------------------

[1] 克霉唑药物说明书,生产企业: Bayer Schering Pharma AG,商品名: 凯妮汀,修改日期: 2011.08.23

[2] 樊尚荣,张慧萍. 2010年美国疾病控制中心阴道炎治疗指南[J]. Chinese General Practice,2011,14(3B): 821-822

咨询问题46 张女士就诊妇科门诊后医生给开了康复新液,患者咨询康复新液是内服还是外用?

知识类型 特殊剂型用法

知识链接 内服:用于瘀血阻滞,胃痛出血,胃、十二指肠溃疡;以及阴虚肺痨,肺结核的辅助治疗。口服,一次10ml,一日3次,或遵医嘱。外用:用于金疮、外伤、溃疡、瘘管、烧伤、烫伤、褥疮之创面。外用,用医用纱布浸透药液后敷患处,感染创面先清创后再用本品冲洗,并用浸透本品的纱布填塞或敷用。

问题解答 妇科一般外用,起到局部清洁作用。可用医用纱布浸润填塞阴道或原液冲洗阴道。

-------------------- 资料来源 --------------------

[1] 康复新液药物说明书, 生产企业: 四川好医生攀西药业有限责任公司, 商品名: 康复新液, 修改日期: 2011.05.23

咨询问题47 李女士就诊妇科后, 医生给开了醋酸氯己定溶液, 患者咨询如何使用?

知识类型 特殊剂型用法

知识链接 皮肤外用。0.05%溶液局部皮肤及黏膜消毒; 创面及阴道冲洗。每日一至二次, 每次50~100ml。

问题解答 原液阴道冲洗, 每日1~2次, 一次50~100ml。

-------------------- 资料来源 --------------------

[1] 醋酸氯己定药物说明书, 生产企业: 北京麦迪海药业有限公司, 商品名: 麦迪海, 修改日期: 2010.10.01

咨询问题48 宋女士就诊妇科后医生给开了复方氯己定洗液, 让回家稀释后冲洗阴道, 患者咨询复方氯己定冲洗阴道用该怎么稀释?

知识类型 特殊剂型用法

知识链接 氯己定: 手的消毒: 以1:5000水溶液泡手3分钟; 创伤伤口消毒: 用1:2000水

溶液冲洗;含漱:以1:5000溶液漱口,对咽峡炎及口腔溃疡有效;房间、家具等消毒:用1:200水溶液喷雾或擦拭;尿路感染:用0.02%溶液膀胱冲洗。

问题解答 不同用法有不同稀释浓度。作为阴道冲洗消毒可用1:2000水溶液冲洗。

-------------------- 资料来源 --------------------

[1] 陈新谦,金有豫,汤光. 新编药物学[M].第17版. 北京:人民卫生出版社,2011

咨询问题49 刘女士就诊妇科后,医生给开了乳杆菌活菌胶囊(定君生),患者咨询如何使用?

知识类型 特殊剂型用法

知识链接 治疗期间应避免性生活;勿同时使用抗生素类药物;用药期间不可冲洗阴道;本品不能用于由滴虫、霉菌、淋球菌、衣原体等引起的非细菌性阴道病的治疗;适宜于冷藏保存。

问题解答 清洁外阴后,戴上指套,将本品放入阴道深部,每次1粒,每晚1次,连用10天为一个疗程。需要注意的是,这个药物为活菌制剂,需要在冰箱冷藏(2~8℃)保存。

-------------------- 资料来源 --------------------

[1] 乳杆菌活菌胶囊药物说明书,生产企业:内蒙古双奇药业有限公司,商品名:定君生,修改日期:2011.05.23

咨询问题50 王女士怀孕28周了,医生给开了糖耐量试验,患者咨询葡萄糖粉怎样服用? 怎样计时抽血?

知识类型 特殊剂型用法

知识链接 口服葡萄糖耐量试验是一种葡萄糖负荷试验,用以了解胰岛 β 细胞功能和机体对血糖的调节能力,是诊断糖尿病的确诊试验,广泛应用于临床实践中,对于处于其他疾病急性期的患者,可能需要重复进行以明确糖尿病的诊断。

正常人进食糖类后血糖会暂时升高,0.5~1小时后升到最高峰,但不超过8.9mmol/L,2小时后回到空腹水平。糖尿病患者及糖耐量异常者则不遵循此规律,出现血糖值升高及节律紊乱。由于该测试是属于口服血糖来增加血糖水平值,当患者已被确诊为糖尿病时不宜做此项试验,所以仅对血糖高于正常值而又未达到诊断糖尿病标准时才进行试验。

问题解答 进行口服葡萄糖耐量试验(OGTT)前一天,晚餐后禁食8~14小时至次日晨(最迟不超过上午9时)。试验前连续3天正常体力活动、正常饮食,即每日进食碳水化合物不少于150g,检查期间禁食、静坐、禁烟、禁服咖啡、茶等刺激性饮料。检查方法:先测定空腹血糖,然后口服75g无水葡萄糖(溶于200~300ml水中,5分钟内服完),再分别测定服糖后1小时、2小时的静脉血糖(从饮糖水第一口开始计算时间)。采用葡萄糖氧化酶法测血浆葡萄糖值。

------------ 资料来源 ------------

[1] 郁琦. 2011年妊娠期糖尿病诊断行业标准[J]. 中华妇产科杂志,2011,10(48)795-797

[2] 中华人民共和国卫生部疾病控制司. WS331—2011妊娠期糖尿病诊断[S]. 北京:中国标准出版社,2011

六、不良反应问题

咨询问题51 张女士就诊妇科后医生给开了聚维酮碘凝胶,患者使用后阴道瘙痒难耐,咨询这是怎么回事?

知识类型 不良反应

知识链接 聚维酮碘凝胶不良反应:偶见过敏和局部刺激,如烧灼感或瘙痒。

问题解答 为聚维酮碘凝胶常见的不良反应。建议停止使用,如有必要及时就诊,更换其他药物。

------------------- 资料来源 -------------------

[1] 聚维酮碘凝胶药物说明书,生产企业:深圳市清华源兴药业有限公司,商品名:黛卫,修改日期:2010.10.01

七、用法用量问题

咨询问题52 王女士产后缺铁性贫血，医生给开了琥珀酸亚铁，患者咨询这个药物饭前吃还是饭后吃？

知识类型 用法用量

知识链接 服用铁剂时应注意：补铁最佳时间在两餐之间，对某些可能引起胃肠道刺激的铁剂宜在饭后服用；咖啡、茶及某些含鞣质的中草药会阻碍人体吸收铁剂，因此要避免同时服用；补铁同时多注意摄入富含维生素C的蔬菜和水果或补充维生素C，以促进铁的吸收和利用；铁剂不能和钙剂同服，要间隔1小时；牛奶及一些中和胃酸的药物可干扰铁的吸收，因此也要分开服用；服药时宜取站位，应多饮水送下，以防药物滞留刺激食管，引起药物性食管溃疡；服药期间出现大便变黑现象，不必紧张，停药后自行恢复；长期或过量补铁容易引起便秘，如果便秘严重，应暂停服用。

问题解答 建议琥珀酸亚铁宜在饭后或饭时服用，以减轻胃部刺激。

-------------------------------- **资料来源** --------------------------------

[1] 冯欣,韩朝宏. 药用对了才治病: 孕产妇合理用药问答[M]. 北京: 人民卫生出版社,2014

[2] 琥珀酸亚铁片药物说明书,生产企业: 金陵药业股份有限公司南京金陵制药厂,商品名: 速力菲,修改日期: 2008.05.22

八、用药疗程问题

咨询问题53 马女士已经绝经,最近出现阴道干涩的情况,就诊妇科后,医生开了普罗雌烯乳膏(更宝芬),使用后症状明显改善,患者想咨询这个药物可以长期使用吗?

知识类型 用药疗程

知识链接 普罗雌烯在生殖道底部黏膜处产生局部的雌性激素作用,仅有很少部分被吸收。尚无资料提示药物长期局部应用的全身安全性问题。长期使用者应监测子宫内膜。

问题解答 用药疗程应遵医嘱,根据临床实际疗效而定,尚无资料提示大于1年使用的全身安全性问题。若需长期使用,患者应定期于妇科门诊复诊,监测子宫内膜情况。

-------------- 资料来源 --------------

[1] 郁琦. 绝经期管理与激素补充治疗临床应用指南[J]. 中华妇产科杂志,2013,10(48)795-797

[2] 普罗雌烯乳膏药物说明书,生产企业:Laboratoire Theramex,商品名:更宝芬,修改日期:2013.05.15

九、药物相互作用问题

咨询问题54 张女士为乳腺切除术后患者,一直服用来曲唑,目前又开了地奥司明治疗痔疮,咨询两药同时使用是否可以?

知识类型 药物相互作用

知识链接 来曲唑为芳香化酶抑制剂,地奥司明为增强静脉张力性药物和血管保护剂,说明书中均无与他药的明显相互作用。来曲唑未注明有特殊用法,每日同一时间服药即可。地奥司明说明书中要求午餐和晚餐时服用。

问题解答 说明书中未注明这两个药物有相互作用,根据说明书的用法用量,来曲唑可早晨服用,地奥司明午餐和晚餐时服用。

-------------------- 资料来源 --------------------

[1] 来曲唑片药物说明书,生产企业:江苏恒瑞医药股份有限公司,商品名:芙瑞,修改日期:2012.03.12

[2] 地奥司明片药物说明书,生产企业:南京正大天晴制药有限公司,商品名:葛泰,修改日期:2009.03.13